Goal Setting Planner

NAME

ADDRESS

E-MAIL ADDRESS

WEBSITE

PHONE   **FAX**

EMERGENCY CONTACT PERSON

PHONE   **FAX**

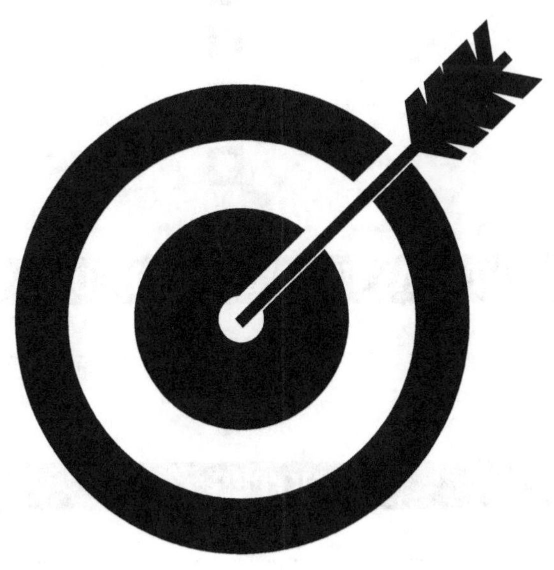

Goal Setting Planner 🎯

Date __ / __ / 20__   SU MO TU WE TH FR SA

TODAY'S #1 GOAL

OTHER GOALS TO FOCUS

1
2
3

DAILY AFFIRMATION

TO-DO LIST

- ☐
- ☐
- ☐
- ☐
- ☐
- ☐
- ☐

TODAY I'M GRATEFUL FOR

NOTES

Goal Setting Planner 🎯

Date __ / __ / 20__   SU MO TU WE TH FR SA

TODAY'S #1 GOAL

OTHER GOALS TO FOCUS

1
2
3

DAILY AFFIRMATION

TO-DO LIST

- [ ]
- [ ]
- [ ]
- [ ]
- [ ]
- [ ]
- [ ]

TODAY I'M GRATEFUL FOR

NOTES

Goal Setting Planner 🎯

Date __ / __ / 20__   SU MO TU WE TH FR SA

TODAY'S #1 GOAL

OTHER GOALS TO FOCUS

1
2
3

DAILY AFFIRMATION

TO-DO LIST

TODAY I'M GRATEFUL FOR

NOTES

Goal Setting Planner 🎯

Date __ / __ / 20__   SU MO TU WE TH FR SA

TODAY'S #1 GOAL

OTHER GOALS TO FOCUS

1
2
3

DAILY AFFIRMATION

TO-DO LIST

- [ ]
- [ ]
- [ ]
- [ ]
- [ ]
- [ ]
- [ ]

TODAY I'M GRATEFUL FOR

NOTES

Goal Setting Planner 🎯

Date __ / __ / 20__   SU MO TU WE TH FR SA

TODAY'S #1 GOAL

OTHER GOALS TO FOCUS

1
2
3

DAILY AFFIRMATION

TO-DO LIST

TODAY I'M GRATEFUL FOR

NOTES

Goal Setting Planner 🎯

Date __ / __ / 20__   SU MO TU WE TH FR SA

TODAY'S #1 GOAL

OTHER GOALS TO FOCUS

1
2
3

DAILY AFFIRMATION

TO-DO LIST

- ☐
- ☐
- ☐
- ☐
- ☐
- ☐
- ☐

TODAY I'M GRATEFUL FOR

NOTES

Goal Setting Planner 🎯

Date __ / __ / 20__   SU MO TU WE TH FR SA

TODAY'S #1 GOAL

OTHER GOALS TO FOCUS

1
2
3

DAILY AFFIRMATION

TO-DO LIST

- [ ]
- [ ]
- [ ]
- [ ]
- [ ]
- [ ]
- [ ]

TODAY I'M GRATEFUL FOR

NOTES

Goal Setting Planner 🎯

Date __ / __ / 20__   SU MO TU WE TH FR SA

TODAY'S #1 GOAL

OTHER GOALS TO FOCUS

1
2
3

DAILY AFFIRMATION

TO-DO LIST

- [ ]
- [ ]
- [ ]
- [ ]
- [ ]
- [ ]
- [ ]

TODAY I'M GRATEFUL FOR

NOTES

Goal Setting Planner 🎯

Date __ / __ / 20__   SU MO TU WE TH FR SA

TODAY'S #1 GOAL

OTHER GOALS TO FOCUS

1
2
3

DAILY AFFIRMATION

TO-DO LIST

- [ ]
- [ ]
- [ ]
- [ ]
- [ ]
- [ ]
- [ ]

TODAY I'M GRATEFUL FOR

NOTES

Goal Setting Planner

Date __ / __ / 20__   SU MO TU WE TH FR SA

TODAY'S #1 GOAL

OTHER GOALS TO FOCUS

1
2
3

DAILY AFFIRMATION

TO-DO LIST

- ☐
- ☐
- ☐
- ☐
- ☐
- ☐
- ☐

TODAY I'M GRATEFUL FOR

NOTES

Goal Setting Planner 🎯

Date __ / __ / 20__   SU MO TU WE TH FR SA

TODAY'S #1 GOAL

OTHER GOALS TO FOCUS

1
2
3

DAILY AFFIRMATION

TO-DO LIST

- [ ]
- [ ]
- [ ]
- [ ]
- [ ]
- [ ]
- [ ]

TODAY I'M GRATEFUL FOR

NOTES

Goal Setting Planner 🎯

Date __ / __ / 20__   SU MO TU WE TH FR SA

TODAY'S #1 GOAL

OTHER GOALS TO FOCUS

1
2
3

DAILY AFFIRMATION

TO-DO LIST

- [ ]
- [ ]
- [ ]
- [ ]
- [ ]
- [ ]
- [ ]

TODAY I'M GRATEFUL FOR

NOTES

Goal Setting Planner 🎯

Date __ / __ / 20__   SU MO TU WE TH FR SA

TODAY'S #1 GOAL

OTHER GOALS TO FOCUS

1
2
3

DAILY AFFIRMATION

TO-DO LIST

- [ ]
- [ ]
- [ ]
- [ ]
- [ ]
- [ ]
- [ ]

TODAY I'M GRATEFUL FOR

NOTES

Goal Setting Planner 🎯

Date __ / __ / 20__   SU MO TU WE TH FR SA

TODAY'S #1 GOAL

OTHER GOALS TO FOCUS

1
2
3

DAILY AFFIRMATION

TO-DO LIST

- [ ]
- [ ]
- [ ]
- [ ]
- [ ]
- [ ]
- [ ]

TODAY I'M GRATEFUL FOR

NOTES

Goal Setting Planner 🎯

Date __ / __ / 20__   SU MO TU WE TH FR SA

TODAY'S #1 GOAL

OTHER GOALS TO FOCUS

1
2
3

DAILY AFFIRMATION

TO-DO LIST

- [ ]
- [ ]
- [ ]
- [ ]
- [ ]
- [ ]
- [ ]

TODAY I'M GRATEFUL FOR

NOTES

Goal Setting Planner 🎯

Date __ / __ / 20__   SU MO TU WE TH FR SA

TODAY'S #1 GOAL

OTHER GOALS TO FOCUS

1
2
3

DAILY AFFIRMATION

TO-DO LIST

- [ ]
- [ ]
- [ ]
- [ ]
- [ ]
- [ ]
- [ ]

TODAY I'M GRATEFUL FOR

NOTES

Goal Setting Planner 🎯

Date __ / __ / 20__   SU MO TU WE TH FR SA

TODAY'S #1 GOAL

OTHER GOALS TO FOCUS

1
2
3

DAILY AFFIRMATION

TO-DO LIST

- ☐
- ☐
- ☐
- ☐
- ☐
- ☐
- ☐

TODAY I'M GRATEFUL FOR

NOTES

Goal Setting Planner 🎯

Date __ / __ / 20__   SU MO TU WE TH FR SA

TODAY'S #1 GOAL

OTHER GOALS TO FOCUS

1
2
3

DAILY AFFIRMATION

TO-DO LIST

- ☐
- ☐
- ☐
- ☐
- ☐
- ☐
- ☐

TODAY I'M GRATEFUL FOR

NOTES

Goal Setting Planner

Date __ / __ / 20__   SU MO TU WE TH FR SA

TODAY'S #1 GOAL

OTHER GOALS TO FOCUS

1
2
3

DAILY AFFIRMATION

TO-DO LIST

- [ ]
- [ ]
- [ ]
- [ ]
- [ ]
- [ ]
- [ ]

TODAY I'M GRATEFUL FOR

NOTES

Goal Setting Planner 🎯

Date __ / __ / 20__   SU MO TU WE TH FR SA

TODAY'S #1 GOAL

OTHER GOALS TO FOCUS

1
2
3

DAILY AFFIRMATION

TO-DO LIST

- ☐
- ☐
- ☐
- ☐
- ☐
- ☐
- ☐

TODAY I'M GRATEFUL FOR

NOTES

Goal Setting Planner 🎯

Date __ / __ / 20__   SU MO TU WE TH FR SA

TODAY'S #1 GOAL

OTHER GOALS TO FOCUS

1
2
3

DAILY AFFIRMATION

TO-DO LIST

- [ ]
- [ ]
- [ ]
- [ ]
- [ ]
- [ ]
- [ ]

TODAY I'M GRATEFUL FOR

NOTES

Goal Setting Planner 🎯

Date __ / __ / 20__   SU MO TU WE TH FR SA

TODAY'S #1 GOAL

OTHER GOALS TO FOCUS

1
2
3

DAILY AFFIRMATION

TO-DO LIST

- ☐
- ☐
- ☐
- ☐
- ☐
- ☐
- ☐

TODAY I'M GRATEFUL FOR

NOTES

Goal Setting Planner 🎯

Date __ / __ / 20__   SU MO TU WE TH FR SA

TODAY'S #1 GOAL

OTHER GOALS TO FOCUS

1
2
3

DAILY AFFIRMATION

TO-DO LIST

- ☐
- ☐
- ☐
- ☐
- ☐
- ☐
- ☐

TODAY I'M GRATEFUL FOR

NOTES

Goal Setting Planner

Date __ / __ / 20__   SU MO TU WE TH FR SA

TODAY'S #1 GOAL

OTHER GOALS TO FOCUS

1
2
3

DAILY AFFIRMATION

TO-DO LIST

- [ ]
- [ ]
- [ ]
- [ ]
- [ ]
- [ ]
- [ ]

TODAY I'M GRATEFUL FOR

NOTES

Goal Setting Planner 🎯

Date __ / __ / 20__   SU MO TU WE TH FR SA

TODAY'S #1 GOAL

OTHER GOALS TO FOCUS

1
2
3

DAILY AFFIRMATION

TO-DO LIST

- [ ]
- [ ]
- [ ]
- [ ]
- [ ]
- [ ]
- [ ]

TODAY I'M GRATEFUL FOR

NOTES

Goal Setting Planner 🎯

Date __ / __ / 20__   SU MO TU WE TH FR SA

TODAY'S #1 GOAL

OTHER GOALS TO FOCUS

1
2
3

DAILY AFFIRMATION

TO-DO LIST

- [ ]
- [ ]
- [ ]
- [ ]
- [ ]
- [ ]
- [ ]

TODAY I'M GRATEFUL FOR

NOTES

Goal Setting Planner ◎

Date __ / __ / 20__   SU MO TU WE TH FR SA

TODAY'S #1 GOAL

OTHER GOALS TO FOCUS

1
2
3

DAILY AFFIRMATION

TO-DO LIST

TODAY I'M GRATEFUL FOR

NOTES

Goal Setting Planner

Date __ / __ / 20__   SU MO TU WE TH FR SA

TODAY'S #1 GOAL

OTHER GOALS TO FOCUS

1
2
3

DAILY AFFIRMATION

TO-DO LIST

- [ ]
- [ ]
- [ ]
- [ ]
- [ ]
- [ ]
- [ ]

TODAY I'M GRATEFUL FOR

NOTES

Goal Setting Planner

Date __ / __ / 20__   SU MO TU WE TH FR SA

TODAY'S #1 GOAL

OTHER GOALS TO FOCUS

1
2
3

DAILY AFFIRMATION

TO-DO LIST

- [ ]
- [ ]
- [ ]
- [ ]
- [ ]
- [ ]
- [ ]

TODAY I'M GRATEFUL FOR

NOTES

Goal Setting Planner 🎯

Date __ / __ / 20__   SU MO TU WE TH FR SA

TODAY'S #1 GOAL

OTHER GOALS TO FOCUS

1
2
3

DAILY AFFIRMATION

TO-DO LIST

- [ ]
- [ ]
- [ ]
- [ ]
- [ ]
- [ ]
- [ ]

TODAY I'M GRATEFUL FOR

NOTES

Goal Setting Planner 🎯

Date __ / __ / 20__   SU MO TU WE TH FR SA

TODAY'S #1 GOAL

OTHER GOALS TO FOCUS

1
2
3

DAILY AFFIRMATION

TO-DO LIST

- [ ]
- [ ]
- [ ]
- [ ]
- [ ]
- [ ]
- [ ]

TODAY I'M GRATEFUL FOR

NOTES

Goal Setting Planner 🎯

Date __ / __ / 20__   SU MO TU WE TH FR SA

TODAY'S #1 GOAL

OTHER GOALS TO FOCUS

1 ....
2 ....
3 ....

DAILY AFFIRMATION

TO-DO LIST

- [ ]
- [ ]
- [ ]
- [ ]
- [ ]
- [ ]
- [ ]

TODAY I'M GRATEFUL FOR

NOTES

Goal Setting Planner

Date __ / __ / 20__   SU MO TU WE TH FR SA

TODAY'S #1 GOAL

OTHER GOALS TO FOCUS

1
2
3

DAILY AFFIRMATION

TO-DO LIST

TODAY I'M GRATEFUL FOR

NOTES

Goal Setting Planner

Date __ / __ / 20__   SU MO TU WE TH FR SA

TODAY'S #1 GOAL

OTHER GOALS TO FOCUS

1
2
3

DAILY AFFIRMATION

TO-DO LIST

TODAY I'M GRATEFUL FOR

NOTES

Goal Setting Planner 🎯

Date __ / __ / 20__   SU MO TU WE TH FR SA

TODAY'S #1 GOAL

OTHER GOALS TO FOCUS

1
2
3

DAILY AFFIRMATION

TO-DO LIST

- [ ]
- [ ]
- [ ]
- [ ]
- [ ]
- [ ]
- [ ]

TODAY I'M GRATEFUL FOR

NOTES

Goal Setting Planner 🎯

Date __ / __ / 20__   SU MO TU WE TH FR SA

TODAY'S #1 GOAL

OTHER GOALS TO FOCUS

1
2
3

DAILY AFFIRMATION

TO-DO LIST

- [ ]
- [ ]
- [ ]
- [ ]
- [ ]
- [ ]
- [ ]

TODAY I'M GRATEFUL FOR

NOTES

Goal Setting Planner 🎯

Date __ / __ / 20__   SU MO TU WE TH FR SA

TODAY'S #1 GOAL

OTHER GOALS TO FOCUS

1
2
3

DAILY AFFIRMATION

TO-DO LIST

- [ ]
- [ ]
- [ ]
- [ ]
- [ ]
- [ ]
- [ ]

TODAY I'M GRATEFUL FOR

NOTES

Goal Setting Planner

Date __ / __ / 20__   SU MO TU WE TH FR SA

TODAY'S #1 GOAL

OTHER GOALS TO FOCUS

1
2
3

DAILY AFFIRMATION

TO-DO LIST

- ☐
- ☐
- ☐
- ☐
- ☐
- ☐
- ☐

TODAY I'M GRATEFUL FOR

NOTES

Goal Setting Planner 🎯

Date __ / __ / 20__   SU MO TU WE TH FR SA

TODAY'S #1 GOAL

OTHER GOALS TO FOCUS

1
2
3

DAILY AFFIRMATION

TO-DO LIST

- [ ]
- [ ]
- [ ]
- [ ]
- [ ]
- [ ]
- [ ]

TODAY I'M GRATEFUL FOR

NOTES

Goal Setting Planner 🎯

Date __ / __ / 20__   SU MO TU WE TH FR SA

TODAY'S #1 GOAL

OTHER GOALS TO FOCUS

1
2
3

DAILY AFFIRMATION

TO-DO LIST

- [ ]
- [ ]
- [ ]
- [ ]
- [ ]
- [ ]
- [ ]

TODAY I'M GRATEFUL FOR

NOTES

Goal Setting Planner 🎯

Date __ / __ / 20__   SU MO TU WE TH FR SA

TODAY'S #1 GOAL

OTHER GOALS TO FOCUS

1
2
3

DAILY AFFIRMATION

TO-DO LIST

TODAY I'M GRATEFUL FOR

NOTES

Goal Setting Planner 🎯

Date __ / __ / 20__   SU MO TU WE TH FR SA

TODAY'S #1 GOAL

OTHER GOALS TO FOCUS

1
2
3

DAILY AFFIRMATION

TO-DO LIST

TODAY I'M GRATEFUL FOR

NOTES

Goal Setting Planner

Date __ / __ / 20__   SU MO TU WE TH FR SA

TODAY'S #1 GOAL

OTHER GOALS TO FOCUS

1
2
3

DAILY AFFIRMATION

TO-DO LIST

TODAY I'M GRATEFUL FOR

NOTES

Goal Setting Planner

Date __ / __ / 20__   SU MO TU WE TH FR SA

TODAY'S #1 GOAL

OTHER GOALS TO FOCUS

1
2
3

DAILY AFFIRMATION

TO-DO LIST

☐
☐
☐
☐
☐
☐
☐

TODAY I'M GRATEFUL FOR

NOTES

Goal Setting Planner 🎯

Date __ / __ / 20__   SU MO TU WE TH FR SA

TODAY'S #1 GOAL

OTHER GOALS TO FOCUS

1
2
3

DAILY AFFIRMATION

TO-DO LIST

- ☐
- ☐
- ☐
- ☐
- ☐
- ☐
- ☐

TODAY I'M GRATEFUL FOR

NOTES

Goal Setting Planner 🎯

Date __ / __ / 20__   SU MO TU WE TH FR SA

TODAY'S #1 GOAL

OTHER GOALS TO FOCUS

1
2
3

DAILY AFFIRMATION

TO-DO LIST

- [ ]
- [ ]
- [ ]
- [ ]
- [ ]
- [ ]
- [ ]

TODAY I'M GRATEFUL FOR

NOTES

Goal Setting Planner 🎯

Date __ / __ / 20__   SU MO TU WE TH FR SA

TODAY'S #1 GOAL

OTHER GOALS TO FOCUS

1
2
3

DAILY AFFIRMATION

TO-DO LIST

- ☐
- ☐
- ☐
- ☐
- ☐
- ☐
- ☐

TODAY I'M GRATEFUL FOR

NOTES

Goal Setting Planner 🎯

Date __ / __ / 20__   SU MO TU WE TH FR SA

TODAY'S #1 GOAL

OTHER GOALS TO FOCUS

1
2
3

DAILY AFFIRMATION

TO-DO LIST

- [ ]
- [ ]
- [ ]
- [ ]
- [ ]
- [ ]
- [ ]

TODAY I'M GRATEFUL FOR

NOTES

Goal Setting Planner 🎯

Date __ / __ / 20__   SU MO TU WE TH FR SA

TODAY'S #1 GOAL

OTHER GOALS TO FOCUS

1
2
3

DAILY AFFIRMATION

TO-DO LIST

- [ ]
- [ ]
- [ ]
- [ ]
- [ ]
- [ ]
- [ ]

TODAY I'M GRATEFUL FOR

NOTES

Goal Setting Planner 🎯

Date __ / __ / 20__   SU MO TU WE TH FR SA

TODAY'S #1 GOAL

OTHER GOALS TO FOCUS

1
2
3

DAILY AFFIRMATION

TO-DO LIST

- [ ]
- [ ]
- [ ]
- [ ]
- [ ]
- [ ]
- [ ]

TODAY I'M GRATEFUL FOR

NOTES

Goal Setting Planner 🎯

Date __ / __ / 20__   SU MO TU WE TH FR SA

TODAY'S #1 GOAL

OTHER GOALS TO FOCUS

1
2
3

DAILY AFFIRMATION

TO-DO LIST

TODAY I'M GRATEFUL FOR

NOTES

Goal Setting Planner 🎯

Date __ / __ / 20__   SU MO TU WE TH FR SA

TODAY'S #1 GOAL

OTHER GOALS TO FOCUS

1
2
3

DAILY AFFIRMATION

TO-DO LIST

- [ ]
- [ ]
- [ ]
- [ ]
- [ ]
- [ ]
- [ ]

TODAY I'M GRATEFUL FOR

NOTES

Goal Setting Planner 🎯

Date __ / __ / 20__   SU MO TU WE TH FR SA

TODAY'S #1 GOAL

OTHER GOALS TO FOCUS

1
2
3

DAILY AFFIRMATION

TO-DO LIST

- [ ]
- [ ]
- [ ]
- [ ]
- [ ]
- [ ]
- [ ]

TODAY I'M GRATEFUL FOR

NOTES

Goal Setting Planner 🎯

Date __ / __ / 20__   SU MO TU WE TH FR SA

TODAY'S #1 GOAL

OTHER GOALS TO FOCUS

1
2
3

DAILY AFFIRMATION

TO-DO LIST

- [ ]
- [ ]
- [ ]
- [ ]
- [ ]
- [ ]
- [ ]

TODAY I'M GRATEFUL FOR

NOTES

Goal Setting Planner 🎯

Date __ / __ / 20__   SU MO TU WE TH FR SA

TODAY'S #1 GOAL

OTHER GOALS TO FOCUS

1
2
3

DAILY AFFIRMATION

TO-DO LIST

- ☐
- ☐
- ☐
- ☐
- ☐
- ☐
- ☐

TODAY I'M GRATEFUL FOR

NOTES

Goal Setting Planner

Date __ / __ / 20__   SU MO TU WE TH FR SA

TODAY'S #1 GOAL

OTHER GOALS TO FOCUS

1
2
3

DAILY AFFIRMATION

TO-DO LIST

- [ ]
- [ ]
- [ ]
- [ ]
- [ ]
- [ ]
- [ ]

TODAY I'M GRATEFUL FOR

NOTES

Goal Setting Planner 🎯

Date __ / __ / 20__   SU MO TU WE TH FR SA

TODAY'S #1 GOAL

OTHER GOALS TO FOCUS

1
2
3

DAILY AFFIRMATION

TO-DO LIST

- ☐
- ☐
- ☐
- ☐
- ☐
- ☐
- ☐

TODAY I'M GRATEFUL FOR

NOTES

Goal Setting Planner

Date __ / __ / 20__   SU MO TU WE TH FR SA

TODAY'S #1 GOAL

OTHER GOALS TO FOCUS

1
2
3

DAILY AFFIRMATION

TO-DO LIST

- [ ]
- [ ]
- [ ]
- [ ]
- [ ]
- [ ]
- [ ]

TODAY I'M GRATEFUL FOR

NOTES

Goal Setting Planner

Date __ / __ / 20__   SU MO TU WE TH FR SA

TODAY'S #1 GOAL

OTHER GOALS TO FOCUS

1
2
3

DAILY AFFIRMATION

TO-DO LIST

TODAY I'M GRATEFUL FOR

NOTES

Goal Setting Planner 🎯

Date __ / __ / 20__   SU MO TU WE TH FR SA

TODAY'S #1 GOAL

OTHER GOALS TO FOCUS

1
2
3

DAILY AFFIRMATION

TO-DO LIST

- [ ]
- [ ]
- [ ]
- [ ]
- [ ]
- [ ]
- [ ]

TODAY I'M GRATEFUL FOR

NOTES

Goal Setting Planner 🎯

Date __ / __ / 20__   SU MO TU WE TH FR SA

TODAY'S #1 GOAL

OTHER GOALS TO FOCUS

1
2
3

DAILY AFFIRMATION

TO-DO LIST

- [ ]
- [ ]
- [ ]
- [ ]
- [ ]
- [ ]
- [ ]

TODAY I'M GRATEFUL FOR

NOTES

Goal Setting Planner 🎯

Date __ / __ / 20__   SU MO TU WE TH FR SA

TODAY'S #1 GOAL

OTHER GOALS TO FOCUS

1
2
3

DAILY AFFIRMATION

TO-DO LIST

- [ ]
- [ ]
- [ ]
- [ ]
- [ ]
- [ ]
- [ ]

TODAY I'M GRATEFUL FOR

NOTES

Goal Setting Planner 🎯

Date __ / __ / 20__   SU MO TU WE TH FR SA

TODAY'S #1 GOAL

OTHER GOALS TO FOCUS

1
2
3

DAILY AFFIRMATION

TO-DO LIST

- [ ]
- [ ]
- [ ]
- [ ]
- [ ]
- [ ]
- [ ]

TODAY I'M GRATEFUL FOR

NOTES

Goal Setting Planner 🎯

Date __ / __ / 20__   SU MO TU WE TH FR SA

TODAY'S #1 GOAL

OTHER GOALS TO FOCUS

1
2
3

DAILY AFFIRMATION

TO-DO LIST

- ☐
- ☐
- ☐
- ☐
- ☐
- ☐
- ☐

TODAY I'M GRATEFUL FOR

NOTES

Goal Setting Planner 🎯

Date __ / __ / 20__   SU MO TU WE TH FR SA

TODAY'S #1 GOAL

OTHER GOALS TO FOCUS

1 ....
2 ....
3 ....

DAILY AFFIRMATION

TO-DO LIST

- [ ]
- [ ]
- [ ]
- [ ]
- [ ]
- [ ]
- [ ]

TODAY I'M GRATEFUL FOR

NOTES

Goal Setting Planner 🎯

Date __ / __ / 20__   SU MO TU WE TH FR SA

TODAY'S #1 GOAL

OTHER GOALS TO FOCUS

1
2
3

DAILY AFFIRMATION

TO-DO LIST

- [ ]
- [ ]
- [ ]
- [ ]
- [ ]
- [ ]
- [ ]

TODAY I'M GRATEFUL FOR

NOTES

Goal Setting Planner 🎯

Date __ / __ / 20__   SU MO TU WE TH FR SA

TODAY'S #1 GOAL

OTHER GOALS TO FOCUS

1
2
3

DAILY AFFIRMATION

TO-DO LIST

- [ ]
- [ ]
- [ ]
- [ ]
- [ ]
- [ ]
- [ ]

TODAY I'M GRATEFUL FOR

NOTES

Goal Setting Planner

Date __ / __ / 20__   SU MO TU WE TH FR SA

TODAY'S #1 GOAL

OTHER GOALS TO FOCUS

1
2
3

DAILY AFFIRMATION

TO-DO LIST

TODAY I'M GRATEFUL FOR

NOTES

Goal Setting Planner 🎯

Date __ / __ / 20__   SU MO TU WE TH FR SA

TODAY'S #1 GOAL

OTHER GOALS TO FOCUS

1
2
3

DAILY AFFIRMATION

TO-DO LIST

TODAY I'M GRATEFUL FOR

NOTES

Goal Setting Planner

Date __ / __ / 20__   SU MO TU WE TH FR SA

TODAY'S #1 GOAL

OTHER GOALS TO FOCUS

1
2
3

DAILY AFFIRMATION

TO-DO LIST

TODAY I'M GRATEFUL FOR

NOTES

Goal Setting Planner 🎯

Date __ / __ / 20__   SU MO TU WE TH FR SA

TODAY'S #1 GOAL

OTHER GOALS TO FOCUS

1
2
3

DAILY AFFIRMATION

TO-DO LIST

TODAY I'M GRATEFUL FOR

NOTES

Goal Setting Planner

Date __ / __ / 20__   SU MO TU WE TH FR SA

TODAY'S #1 GOAL

OTHER GOALS TO FOCUS

1
2
3

DAILY AFFIRMATION

TO-DO LIST

- ☐
- ☐
- ☐
- ☐
- ☐
- ☐
- ☐

TODAY I'M GRATEFUL FOR

NOTES

Goal Setting Planner

Date __ / __ / 20__   SU MO TU WE TH FR SA

TODAY'S #1 GOAL

OTHER GOALS TO FOCUS

1
2
3

DAILY AFFIRMATION

TO-DO LIST

- [ ]
- [ ]
- [ ]
- [ ]
- [ ]
- [ ]
- [ ]

TODAY I'M GRATEFUL FOR

NOTES

Goal Setting Planner 🎯

Date __ / __ / 20__   SU MO TU WE TH FR SA

TODAY'S #1 GOAL

OTHER GOALS TO FOCUS

1
2
3

DAILY AFFIRMATION

TO-DO LIST

- ☐
- ☐
- ☐
- ☐
- ☐
- ☐
- ☐

TODAY I'M GRATEFUL FOR

NOTES

Goal Setting Planner 🎯

Date __ / __ / 20__   SU MO TU WE TH FR SA

TODAY'S #1 GOAL

OTHER GOALS TO FOCUS

1
2
3

DAILY AFFIRMATION

TO-DO LIST

- ☐
- ☐
- ☐
- ☐
- ☐
- ☐
- ☐

TODAY I'M GRATEFUL FOR

NOTES

Goal Setting Planner 🎯

Date __ / __ / 20__   SU MO TU WE TH FR SA

TODAY'S #1 GOAL

OTHER GOALS TO FOCUS

1
2
3

DAILY AFFIRMATION

TO-DO LIST

- [ ]
- [ ]
- [ ]
- [ ]
- [ ]
- [ ]
- [ ]

TODAY I'M GRATEFUL FOR

NOTES

Goal Setting Planner 🎯

Date __ / __ / 20__   SU MO TU WE TH FR SA

TODAY'S #1 GOAL

OTHER GOALS TO FOCUS

1 ....
2 ....
3 ....

DAILY AFFIRMATION

TO-DO LIST

- ☐ ....
- ☐ ....
- ☐ ....
- ☐ ....
- ☐ ....
- ☐ ....
- ☐ ....

TODAY I'M GRATEFUL FOR

NOTES

Goal Setting Planner

Date __ / __ / 20__   SU MO TU WE TH FR SA

TODAY'S #1 GOAL

OTHER GOALS TO FOCUS

1
2
3

DAILY AFFIRMATION

TO-DO LIST

TODAY I'M GRATEFUL FOR

NOTES

Goal Setting Planner 🎯

Date __ / __ / 20__   SU MO TU WE TH FR SA

TODAY'S #1 GOAL

OTHER GOALS TO FOCUS

1
2
3

DAILY AFFIRMATION

TO-DO LIST

- ☐
- ☐
- ☐
- ☐
- ☐
- ☐
- ☐

TODAY I'M GRATEFUL FOR

NOTES

Goal Setting Planner 🎯

Date __ / __ / 20__   SU MO TU WE TH FR SA

TODAY'S #1 GOAL

OTHER GOALS TO FOCUS

1
2
3

DAILY AFFIRMATION

TO-DO LIST

TODAY I'M GRATEFUL FOR

NOTES

Goal Setting Planner 🎯

Date __ / __ / 20__   SU MO TU WE TH FR SA

TODAY'S #1 GOAL

OTHER GOALS TO FOCUS

1
2
3

DAILY AFFIRMATION

TO-DO LIST

- ☐
- ☐
- ☐
- ☐
- ☐
- ☐
- ☐

TODAY I'M GRATEFUL FOR

NOTES

Goal Setting Planner 🎯

Date __ / __ / 20__   SU MO TU WE TH FR SA

TODAY'S #1 GOAL

OTHER GOALS TO FOCUS

1
2
3

DAILY AFFIRMATION

TO-DO LIST

- ☐
- ☐
- ☐
- ☐
- ☐
- ☐
- ☐

TODAY I'M GRATEFUL FOR

NOTES

Goal Setting Planner 🎯

Date __ / __ / 20__   SU MO TU WE TH FR SA

TODAY'S #1 GOAL

OTHER GOALS TO FOCUS

1
2
3

DAILY AFFIRMATION

TO-DO LIST

- [ ]
- [ ]
- [ ]
- [ ]
- [ ]
- [ ]
- [ ]

TODAY I'M GRATEFUL FOR

NOTES

Goal Setting Planner

Date __ / __ / 20__   SU MO TU WE TH FR SA

TODAY'S #1 GOAL

OTHER GOALS TO FOCUS

1
2
3

DAILY AFFIRMATION

TO-DO LIST

TODAY I'M GRATEFUL FOR

NOTES

Goal Setting Planner 🎯

Date __ / __ / 20__   SU MO TU WE TH FR SA

TODAY'S #1 GOAL

OTHER GOALS TO FOCUS

1
2
3

DAILY AFFIRMATION

TO-DO LIST

- [ ]
- [ ]
- [ ]
- [ ]
- [ ]
- [ ]
- [ ]

TODAY I'M GRATEFUL FOR

NOTES

Goal Setting Planner

Date __ / __ / 20__   SU MO TU WE TH FR SA

TODAY'S #1 GOAL

OTHER GOALS TO FOCUS

1
2
3

DAILY AFFIRMATION

TO-DO LIST

- ☐
- ☐
- ☐
- ☐
- ☐
- ☐
- ☐

TODAY I'M GRATEFUL FOR

NOTES

Goal Setting Planner 🎯

Date __ / __ / 20__   SU MO TU WE TH FR SA

TODAY'S #1 GOAL

OTHER GOALS TO FOCUS

1
2
3

DAILY AFFIRMATION

TO-DO LIST

- ☐
- ☐
- ☐
- ☐
- ☐
- ☐
- ☐

TODAY I'M GRATEFUL FOR

NOTES

Goal Setting Planner 🎯

Date __ / __ / 20__   SU MO TU WE TH FR SA

TODAY'S #1 GOAL

OTHER GOALS TO FOCUS

1
2
3

DAILY AFFIRMATION

TO-DO LIST

- ☐
- ☐
- ☐
- ☐
- ☐
- ☐
- ☐

TODAY I'M GRATEFUL FOR

NOTES

Goal Setting Planner 🎯

Date __ / __ / 20__   SU MO TU WE TH FR SA

TODAY'S #1 GOAL

OTHER GOALS TO FOCUS

1
2
3

DAILY AFFIRMATION

TO-DO LIST

- [ ]
- [ ]
- [ ]
- [ ]
- [ ]
- [ ]
- [ ]

TODAY I'M GRATEFUL FOR

NOTES

Goal Setting Planner 🎯

Date __ / __ / 20__   SU MO TU WE TH FR SA

TODAY'S #1 GOAL

OTHER GOALS TO FOCUS

1
2
3

DAILY AFFIRMATION

TO-DO LIST

- ☐
- ☐
- ☐
- ☐
- ☐
- ☐
- ☐

TODAY I'M GRATEFUL FOR

NOTES

Date __ / __ / 20__   SU MO TU WE TH FR SA

TODAY'S #1 GOAL

OTHER GOALS TO FOCUS

1
2
3

DAILY AFFIRMATION

TO-DO LIST

TODAY I'M GRATEFUL FOR

NOTES

Goal Setting Planner

Date __ / __ / 20__   SU MO TU WE TH FR SA

TODAY'S #1 GOAL

OTHER GOALS TO FOCUS

1
2
3

DAILY AFFIRMATION

TO-DO LIST

- ☐
- ☐
- ☐
- ☐
- ☐
- ☐
- ☐

TODAY I'M GRATEFUL FOR

NOTES

Goal Setting Planner 🎯

Date __ / __ / 20__   SU MO TU WE TH FR SA

TODAY'S #1 GOAL

OTHER GOALS TO FOCUS

1
2
3

DAILY AFFIRMATION

TO-DO LIST

- [ ]
- [ ]
- [ ]
- [ ]
- [ ]
- [ ]
- [ ]

TODAY I'M GRATEFUL FOR

NOTES

Goal Setting Planner 🎯

Date __ / __ / 20__   SU MO TU WE TH FR SA

TODAY'S #1 GOAL

OTHER GOALS TO FOCUS

1
2
3

DAILY AFFIRMATION

TO-DO LIST

- [ ]
- [ ]
- [ ]
- [ ]
- [ ]
- [ ]
- [ ]

TODAY I'M GRATEFUL FOR

NOTES

Goal Setting Planner 🎯

Date __ / __ / 20__   SU MO TU WE TH FR SA

TODAY'S #1 GOAL

OTHER GOALS TO FOCUS

1
2
3

DAILY AFFIRMATION

TO-DO LIST

- [ ]
- [ ]
- [ ]
- [ ]
- [ ]
- [ ]
- [ ]

TODAY I'M GRATEFUL FOR

NOTES

Goal Setting Planner

Date __ / __ / 20__   SU MO TU WE TH FR SA

TODAY'S #1 GOAL

OTHER GOALS TO FOCUS

1
2
3

DAILY AFFIRMATION

TO-DO LIST

- [ ]
- [ ]
- [ ]
- [ ]
- [ ]
- [ ]
- [ ]

TODAY I'M GRATEFUL FOR

NOTES

Goal Setting Planner 🎯

Date __ / __ / 20__   SU MO TU WE TH FR SA

TODAY'S #1 GOAL

OTHER GOALS TO FOCUS

1
2
3

DAILY AFFIRMATION

TO-DO LIST

- [ ]
- [ ]
- [ ]
- [ ]
- [ ]
- [ ]
- [ ]

TODAY I'M GRATEFUL FOR

NOTES

Goal Setting Planner 🎯

Date __ / __ / 20__   SU MO TU WE TH FR SA

TODAY'S #1 GOAL

OTHER GOALS TO FOCUS

1
2
3

DAILY AFFIRMATION

TO-DO LIST

TODAY I'M GRATEFUL FOR

NOTES

Goal Setting Planner 🎯

Date __ / __ / 20__   SU MO TU WE TH FR SA

TODAY'S #1 GOAL

OTHER GOALS TO FOCUS

1
2
3

DAILY AFFIRMATION

TO-DO LIST

- ☐
- ☐
- ☐
- ☐
- ☐
- ☐
- ☐

TODAY I'M GRATEFUL FOR

NOTES

Goal Setting Planner 🎯

Date __ / __ / 20__   SU MO TU WE TH FR SA

TODAY'S #1 GOAL

OTHER GOALS TO FOCUS

1
2
3

DAILY AFFIRMATION

TO-DO LIST

- ☐
- ☐
- ☐
- ☐
- ☐
- ☐
- ☐

TODAY I'M GRATEFUL FOR

NOTES

Date __ / __ / 20__   SU MO TU WE TH FR SA

TODAY'S #1 GOAL

OTHER GOALS TO FOCUS

1
2
3

DAILY AFFIRMATION

TO-DO LIST

- [ ]
- [ ]
- [ ]
- [ ]
- [ ]
- [ ]
- [ ]

TODAY I'M GRATEFUL FOR

NOTES

Goal Setting Planner

Date __ / __ / 20__   SU MO TU WE TH FR SA

TODAY'S #1 GOAL

OTHER GOALS TO FOCUS

1
2
3

DAILY AFFIRMATION

TO-DO LIST

TODAY I'M GRATEFUL FOR

NOTES

Goal Setting Planner

Date __ / __ / 20__   SU MO TU WE TH FR SA

TODAY'S #1 GOAL

OTHER GOALS TO FOCUS

1
2
3

DAILY AFFIRMATION

TO-DO LIST

- [ ]
- [ ]
- [ ]
- [ ]
- [ ]
- [ ]
- [ ]

TODAY I'M GRATEFUL FOR

NOTES

Goal Setting Planner 🎯

Date __ / __ / 20__   SU MO TU WE TH FR SA

TODAY'S #1 GOAL

OTHER GOALS TO FOCUS

1
2
3

DAILY AFFIRMATION

TO-DO LIST

- [ ]
- [ ]
- [ ]
- [ ]
- [ ]
- [ ]
- [ ]

TODAY I'M GRATEFUL FOR

NOTES

Goal Setting Planner 🎯

Date __ / __ / 20__   SU MO TU WE TH FR SA

TODAY'S #1 GOAL

OTHER GOALS TO FOCUS

1
2
3

DAILY AFFIRMATION

TO-DO LIST

- [ ]
- [ ]
- [ ]
- [ ]
- [ ]
- [ ]
- [ ]

TODAY I'M GRATEFUL FOR

NOTES

Goal Setting Planner 🎯

Date __ / __ / 20__   SU MO TU WE TH FR SA

TODAY'S #1 GOAL

OTHER GOALS TO FOCUS

1 ....
2 ....
3 ....

DAILY AFFIRMATION

TO-DO LIST

- ☐ ....
- ☐ ....
- ☐ ....
- ☐ ....
- ☐ ....
- ☐ ....
- ☐ ....

TODAY I'M GRATEFUL FOR

NOTES

Goal Setting Planner

Date __ / __ / 20__   SU MO TU WE TH FR SA

TODAY'S #1 GOAL

OTHER GOALS TO FOCUS

1
2
3

DAILY AFFIRMATION

TO-DO LIST

- [ ]
- [ ]
- [ ]
- [ ]
- [ ]
- [ ]
- [ ]

TODAY I'M GRATEFUL FOR

NOTES

Goal Setting Planner

Date __ / __ / 20__   SU MO TU WE TH FR SA

TODAY'S #1 GOAL

OTHER GOALS TO FOCUS

1 ....
2 ....
3 ....

DAILY AFFIRMATION

TO-DO LIST

- [ ] ....
- [ ] ....
- [ ] ....
- [ ] ....
- [ ] ....
- [ ] ....
- [ ] ....

TODAY I'M GRATEFUL FOR

NOTES

Goal Setting Planner 🎯

Date __ / __ / 20__   SU MO TU WE TH FR SA

TODAY'S #1 GOAL

OTHER GOALS TO FOCUS

1
2
3

DAILY AFFIRMATION

TO-DO LIST

TODAY I'M GRATEFUL FOR

NOTES

Goal Setting Planner 🎯

Date __ / __ / 20__   SU MO TU WE TH FR SA

TODAY'S #1 GOAL

OTHER GOALS TO FOCUS

1
2
3

DAILY AFFIRMATION

TO-DO LIST

- ☐
- ☐
- ☐
- ☐
- ☐
- ☐
- ☐

TODAY I'M GRATEFUL FOR

NOTES

Goal Setting Planner 🎯

Date __ / __ / 20__   SU MO TU WE TH FR SA

TODAY'S #1 GOAL

OTHER GOALS TO FOCUS

1
2
3

DAILY AFFIRMATION

TO-DO LIST

- ☐
- ☐
- ☐
- ☐
- ☐
- ☐
- ☐

TODAY I'M GRATEFUL FOR

NOTES

Goal Setting Planner 🎯

Date __ / __ / 20__   SU MO TU WE TH FR SA

TODAY'S #1 GOAL

OTHER GOALS TO FOCUS

1
2
3

DAILY AFFIRMATION

TO-DO LIST

- [ ]
- [ ]
- [ ]
- [ ]
- [ ]
- [ ]
- [ ]

TODAY I'M GRATEFUL FOR

NOTES

Goal Setting Planner 🎯

Date __ / __ / 20__   SU MO TU WE TH FR SA

TODAY'S #1 GOAL

OTHER GOALS TO FOCUS

1
2
3

DAILY AFFIRMATION

TO-DO LIST

- [ ]
- [ ]
- [ ]
- [ ]
- [ ]
- [ ]
- [ ]

TODAY I'M GRATEFUL FOR

NOTES

Goal Setting Planner 🎯

Date __ / __ / 20__   SU MO TU WE TH FR SA

TODAY'S #1 GOAL

OTHER GOALS TO FOCUS

1
2
3

DAILY AFFIRMATION

TO-DO LIST

- ☐
- ☐
- ☐
- ☐
- ☐
- ☐
- ☐

TODAY I'M GRATEFUL FOR

NOTES

Goal Setting Planner 🎯

Date __ / __ / 20__   SU MO TU WE TH FR SA

TODAY'S #1 GOAL

OTHER GOALS TO FOCUS

1
2
3

DAILY AFFIRMATION

TO-DO LIST

- [ ]
- [ ]
- [ ]
- [ ]
- [ ]
- [ ]
- [ ]

TODAY I'M GRATEFUL FOR

NOTES

Goal Setting Planner 🎯

Date __ / __ / 20__   SU MO TU WE TH FR SA

TODAY'S #1 GOAL

OTHER GOALS TO FOCUS

1
2
3

DAILY AFFIRMATION

TO-DO LIST

- [ ]
- [ ]
- [ ]
- [ ]
- [ ]
- [ ]
- [ ]

TODAY I'M GRATEFUL FOR

NOTES

Goal Setting Planner 🎯

Date __ / __ / 20__   SU MO TU WE TH FR SA

TODAY'S #1 GOAL

OTHER GOALS TO FOCUS

1
2
3

DAILY AFFIRMATION

TO-DO LIST

- ☐
- ☐
- ☐
- ☐
- ☐
- ☐
- ☐

TODAY I'M GRATEFUL FOR

NOTES

Goal Setting Planner 🎯

Date __ / __ / 20__   SU MO TU WE TH FR SA

TODAY'S #1 GOAL

OTHER GOALS TO FOCUS

1
2
3

DAILY AFFIRMATION

TO-DO LIST

- [ ]
- [ ]
- [ ]
- [ ]
- [ ]
- [ ]
- [ ]

TODAY I'M GRATEFUL FOR

NOTES

Goal Setting Planner 🎯

Date __ / __ / 20__   SU MO TU WE TH FR SA

TODAY'S #1 GOAL

OTHER GOALS TO FOCUS

1
2
3

DAILY AFFIRMATION

TO-DO LIST

- [ ]
- [ ]
- [ ]
- [ ]
- [ ]
- [ ]
- [ ]

TODAY I'M GRATEFUL FOR

NOTES